AF405023

# EXTIRPATION

## DES

# KYSTES SÉBACÉS

### PAR L'APPLICATION

## DE L'ACIDE NITRIQUE MONOHYDRATÉ

## A LA SURFACE DE LA TUMEUR

PAR


## J. Arthur LECOQ,

Docteur en médecine de la Faculté de Paris,

Lauréat de l'École de médecine de Reims (prix de 3e année, méd. de bronze 1873),

Ancien externe des hôpitaux de Paris,

Médaille de bronze de l'Assistance publique de Paris, 1876.



## PARIS

A. PARENT, IMPRIMEUR DE LA FACULTÉ DE MÉDECINE

29 ET 31, RUE MONSIEUR-LE-PRINCE, 29 ET 31

—

1877

# EXRTIPATION

DES

# KYSTES SÉBACÉS

PAR L'APPLICATION

## DE L'ACIDE NITRIQUE MONOHYDRATE

A LA SURFACE DE LA TUMEUR

---

## INTRODUCTION.

Si les kystes sébacés sont en général une maladie bénigne, ils sont pour beaucoup de malades, soit par leur
volume, soit par leur nombre, une difformité et une
gêne de tous les jours, qui les engagent à venir de
bonne heure prier le chirurgien de les en débarrasser.

Mais les opérations qui tendent à ce résultat sont
loin d'être exemptes de danger pour le malade, et beaucoup de chirurgiens se refusent à les opérer, tant que
leur volume, les douleurs qu'ils déterminent ou les ulcérations dont ils deviennent le siége, ne viennent pas,
en quelque sorte, exiger une intervention active.

Frappé de ce fait, et ayant vu employer un grand

nombre de fois par M. le professeur Léon Le Fort, à l'hôpital Beaujon, contre ces tumeurs, une médication simple, facile, complètement exempte de dangers, et qui permet de les enlever avant précisément qu'elles causent cette gêne sérieuse par leur volume et les douleurs vives dont elles sont le siége, nous nous sommes proposé, dans notre travail inaugural, de faire ressortir la supériorité incontestable de ce procédé qui consiste à déterminer au moyen de l'acide nitrique monohydraté à la surface des tannes, loupes, etc., la formation d'une eschare linéaire, dont le travail d'élimination aura pour effet de faire disparaître les adhérences du kyste avec la face profonde de la peau, procédé qui a en outre l'avantage de mettre absolument le malade à l'abri de la récidive.

Nous ne terminerons pas cette introduction sans adresser nos remercîments bien sincères à notre savant maître M. le professeur Le Fort pour les bons conseils qu'il nous a toujours prodigués.

## CHAPITRE PREMIER.

Avant de passer à l'étude du traitement de ces tumeurs, il nous a paru utile de résumer les principales notions sur leur siége, leur nature et leur développement, en un mot, sur leur anatomie.

Les kystes sébacés ont une vitalité relativement peu considérable. Les vaisseaux qui se rendent des parties voisines à la membrane kystique sont peu nombreux et les adhérences qui retiennent celle-ci sont assez molles. De plus, la constitution de la paroi qui continue à sécréter la matière sébacée, même si on n'en laisse qu'une petite port'on, indique qu'il faudra la détruire complètement, si on veut aboutir à une guérison radicale. Ces diverses considérations justifient amplement l'emploi de notre méthode par l'application d'acide nitrique monohydraté : d'une part, le travail inflamma toire qui a pour but l'élimination de l'eschare aura facilement raison des adhérences du kyste aux parties voisines, puisque la paroi a peu de résistance vitale ; d'autre part, la guérison sera complète et sûre, puisque le résultat final de l'application d'acide nitrique monohydraté est l'élimination totale du kyste avec sa paroi.

Les glandes sébacées, qui sécrètent constamment à la surface de la peau une matière grasse destinée à la protéger contre le contact des corps et les irritations de tout genre, sont disséminées sur l'étendue de l'enveloppe cutanée ; mais elles ne sont pas également abondantes sur tous les points. Elles se montrent le plus nombreuses dans la peau du front et des sourcils, au pourtour de l'orifice palpébral, sur les parties latérales du nez, sur le pavillon de l'oreille, dans le cuir chevelu, sur les organes génitaux externes de la femme, autour du gland chez l'homme (1). Il n'est donc pas étonnant que les kystes sébacés se rencontrent de préférence dans ces points, et surtout au cuir chevelu.

Elles sont généralement annexées à des follicules pileux, avec lesquels elles partagent le même canal excréteur.

(1) Sappey. Traité d'anatomie descriptive, t. III, p. 559.

Lorsqu'un poil, pour une cause quelconque, vient à se détacher, il s'en reproduit un autre qui ne tarde pas à franchir l'orifice du follicule pileux ; mais quelquefois, avant que celui-ci soit sorti, la matière sébacée s'altère au niveau de cet orifice, elle se dessèche, s'infiltre de la poussière extérieure, et prend alors une couleur noire et une dureté remarquable qui lui permet de jouer le rôle d'agent obturateur. La sécrétion continuant à l'intérieur, celle-ci s'accumule dans la glande qui se dilate de plus en plus. Ainsi se trouve constitué un kyste sébacé à son début ; son volume ne dépendra que de l'ancienneté de l'oblitération et de la sécrétion plus ou moins active de la matière sébacée.

Généralement, quand la tumeur est encore très-peu volumineuse, il est facile de distinguer ce petit point noir qui correspond à l'orifice oblitéré de la glande ; mais quand elle est plus avancée en âge et surtout plus grosse, ce point noir disparaît, et il est complètement impossible de discerner que ce kyste a pu, à son origine, communiquer avec l'extérieur.

Au plus faible degré de leur développement, on leur a donné le nom de *grains de mil* ou *comédons*. Ce n'est alors qu'une simple accumulation de granulations graisseuses et de cellules épithéliales, qui se traduit par une petite tumeur blanc-jaunâtre, de la grosseur d'un grain de millet, saillante à la peau, et qui semble située sous l'épiderme. Et de fait, le petit kyste est alors à peu près sous-épidermique : le canal excréteur de la glande sébacée est raccourci et le canal commun à celle-ci et au poil se trouve dilaté ; la matière jaunâtre ainsi accumulée dans ces deux canaux apparaît par transparence au travers de l'épiderme, sous lequel elle fait une légère saillie.

Cette variété s'observe surtout à la limite externe des paupières et à la joue, autour des lobules du nez ; on y trouve souvent, au milieu du sebum, un parasite microscopique, le *demodex folliculorum*, dont la présence n'est du reste l'origine d'aucune lésion cutanée locale.

A un degré plus avancé de l'hypertrophie, tout le follicule pileux, l'utricule sébacé et le canal commun sont remplis par la masse sébacée ; les culs-de-sac de la glande s'effacent, et celle-ci forme bientôt une vaste vésicule. Dans quelques cas, on a trouvé un ou plusieurs poils libres enveloppés dans la masse sébacée, ou encore fixés au fond des follicules pileux (1).

Lorsque la tumeur atteint ou ne dépasse pas le volume d'une noisette environ, on lui a donné le nom de *tanne* ; si le kyste continue à se remplir, par la sécrétion de nouvelle matière sébacée, on a affaire à ce que l'on a désigné sous le nom de *loupes*. Mais ce ne sont là que des degrés différents de la même affection.

Du reste, le nombre et la grosseur de ces kystes varient pour chaque malade :

Bærensprung (2), d'après Giehrl, rapporte l'histoire d'un homme dont le nez portait, depuis la racine, une telle quantité de petites tumeurs sébacées que, réunies en masse, elles pendaient sur la bouche et empêchaient l'émission de la parole.

Le même auteur allemand raconte que Wogel a vu

(1) Baerensprung, Beitraege zur Anatomie und Pathologie der Menschlichen Haut. Leipsig, 1848.
(2) Loc. cit.

cent cinquante de ces tumeurs sur le scrotum d'un autre individu.

Lebert cite (1) un cas dans lequel en l'espace de douze
ans s'étaient développés, sur divers points du corps,
une centaine de petits kystes sébacés. Ailleurs le même
auteur rapporte qu'il a eu l'occasion d'observer une
loupe qui atteignait la dimension d'une tête d'enfant.

Ast. Cooper en a observé une qui était grosse comme
une noix de coco et Heurtaux (2) en a enlevé une qui
mesurait 34 centimètres de circonférence.

Lutz (3) rapporte un des cas les plus curieux de ce
genre: il s'agit d'un individu dont la plupart des glandes
sébacées avaient pris un accroissement plus ou moins
considérable et formaient des masses, variant du volume d'une lentille à celui d'une noisette, qui laissaient
écouler la matière sébacée à la moindre pression.

Mais ce sont là des exceptions heureusement rares,
l'on voit le plus ordinairement les kystes qui nous occupent atteindre ou dépasser à peine la grosseur d'un
œuf de poule; dans le plus grand nombre des cas
même, leurs dimensions varient du volume d'une
noisette à celui d'une petite pomme.

Les kystes sébacés étant de ceux que l'on pourrait
appeler *par rétention*, leur contenu devait nécessairement être de la matière sébacée. Mais ce contenu, qui
qui n'est plus soumis depuis plus ou moins longtemps
aux échanges nutritifs, subit par ce seul fait diverses
transformations intéressantes de couleur et de consis-

(1) Traité d'anatomie pathologique, t. I, p. 109.
(2) Art. KYSTE, in Dict. de méd. et de chirurgie pratiques, t. XIX.
(3) De l'hypertrophie générale du système sébacé. Th. do Paris, 1860.

tance, qui ont fait donner à ces kystes des noms différents par les auteurs anciens.

Si la matière du kyste était jaunâtre et d'une consistance pâteuse, on lui donnait le nom d'*athérome* (de ἀθήρα, bouillie) ; si elle était blanche et un peu plus épaisse, de la consistance du suif, on appelait la tumeur *stéatome* (de στεαρ, suif) ; si enfin elle avait l'aspect et la fluidité du miel, on la désignait sous le nom de *mélicéri* (de μελίκηρον, rayon de miel).

Dans le mélicéris, on trouve une grande quantité de graisse libre et de cellules épidermiques dissociées ; dans le stéatome, il y a moins de graisse libre et plus de cellules épidermiques, cellules qui, dans ce cas, sont souvent sans noyaux et même sans granulations. De plus, on trouve dans toutes les loupes des granulations calcaires, principalement de carbonate de chaux et de magnésie ; un liquide plus ou moins abondant, et enfin des cristaux d'acide stéarique, de margarine et de cholestérine en plus ou moins grande quantité.

Dans les athéromes, qui ne diffèrent des mélicéris que par une coloration jaunâtre un peu plus prononcée et une consistance plus grande, on trouve quelques globules de pus (1).

Mais ces distinctions sont sans aucune importance, surtout au point de vue du traitement, et aujourd'hui elles sont tombées en désuétude.

Quant au kyste lui-même, il est situé, à son début, dans les couches superficielles du derme, comme la glande sébacée qui lui a donné naissance ; mais peu à peu, la tumeur augmentant de volume, les fibres pro-

(1) Ch. Robin. Cours de 1874, in journal l'Ecole de médecine.

fondes de ce derme se dissocient, et le kyste se trouve placé dans le tissu sous-cutané. Ce qui le prouve, c'est que le derme qui le recouvre paraît aminci, ses papilles sont aplaties ou même elles ont disparu : la surface de la loupe est par conséquent lisse. Du reste, celle-ci est toujours plus ou moins adhérente à la peau, ce qui s'explique tout naturellement par la présence du conduit des glandes pilo-sébacées, qui, quoique oblitéré, persiste presque constamment à l'état de cordon résistant. On observe en outre sur la peau qui recouvre le kyste, ou à sa limite, des glandes sébacées plus ou moins atrophiées, par le fait de la compression qu'exerce de dedans en dehors la tumeur ; dans les régions qui sont naturellement recouvertes de poils, les bulbes pileux, gênés dans leur développement pour la même raison, s'atrophient également et la tumeur est parfaitement glabre ou bien recouverte seulement d'un léger duvet. Enfin, la couche de tissu adipeux sous-cutané située au-dessous du kyste a disparu, ou tout au moins, se trouve réduite à une mince pellicule.

En ce qui concerne la paroi du kyste, elle est en grand ce qu'était en petit celle de la glande sébacée : Elle présente à considérer deux couches ou tuniques :

1° Une paroi fibreuse formée par un tissu conjonctif à cellules aplaties et à lames de substance fondamentales parallèles. Cette disposition est causée par la pression que subit la paroi sous l'influence de l'accumulation incessante des éléments contenus dans le kyste. Les transformations graisseuse, athéromateuse et calcaire, sont très-communes dans cette tunique, ce qui montre déjà la nécessité où sera le chirurgien de détruire ou d'enlever complètement cette membrane, s'il veut obtenir une guérison durable.

2° A la face interne de cette membrane existe un revêtement d'épithélium pavimenteux stratifié qui subit une évolution semblable à celle que l'on observe dans les glandes sébacées. Les cellules en contact avec la paroi possèdent des noyaux volumineux entourés d'une faible quantité de protoplasma ; c'est probablement dans ce point que se forment incessamment les cellules nouvelles. Puis les cellules s'agrandissent et deviennent franchement pavimenteuses ; bientôt elles perdent leur noyau qui disparaît par atrophie. Elles se remplissent alors de gouttelettes graisseuses. Dans certains cas, cette transformation graisseuse est très-tardive, et la couche de cellules privées de noyaux est épaisse, se détache de l'enveloppe du kyste, et form une coque constituée par un tissu blanchâtre légèrement translucide, presque cartilaginiforme : c'est alors à l'intérieur de cette coque que se trouve le contenu plus fluide du kyste (1).

Quant à la forme des tumeurs qui nous occupent, elle elle est généralement globuleuse ; cependant on en voit quelquefois, à la tête surtout, qui sont aplaties et qui ont reçu dans ce cas, les noms de *talpa, testudo*, en rapport avec leur forme.

Ce sont d'ailleurs des tumeurs indolentes quand elles sont encore peu développées ; elles grossissent assez lentement et restent longtemps stationnaires.

Tel est, en résumé, l'état actuel de nos connaissances sur l'anatomie de ces kystes qui ont reçu un si grand

_________

(1) Cornil et Ronvier. Manuel d'histologie patholog., t, I, p. 304

nombre de noms. Peut-être vaudrait-il mieux, ainsi que le réclamait Velpeau dans ses *Leçons cliniques*, bannir du langage médical ces nombreuses expressions qui ne peuvent qu'induire en erreur, et désigner toutes ces maladies sous le nom de kystes sébacés, qui rappellerait à la fois leur origine et leur nature. Du reste, la plupart de ces noms sont aujourd'hui abandonnés, et, dans la seconde partie de notre travail, nous nous servirons indifféremment des mots *tannes* et *loupes*, ne faisant d'ailleurs de ces deux expressions que des synonymes de celle plus générale de *kyste sébacé*.

# CHAPITRE II.

## Traitement des kystes sébacés.

Les kystes sébacés sont en général une affection bénigne et ne menacent pas directement l'existence du malade. Cependant il est des cas où cette maladie peut devenir la source d'accidents très-graves ou tout au moins d'inconvénients assez sérieux.

Ainsi, nous lisons dans le mémoire d'Ast. Cooper sur les tumeurs enkystées que, « lorsque les loupes ont atteint un certain volume, la peau qui les recouvre s'enflamme, la tumeur devient douloureuse, une ulcération s'établit et la matière caséouse s'échappe mélangée avec du pus. Quelquefois, l'ouverture se ferme; mais le plus souvent elle reste fistuleuse et devient une source d'inconvénients plus ou moins graves pour le malade. » (1)

Dans quelques cas, lorsque ces tumeurs reposent sur des os, elles peuvent s'y creuser une dépression plus ou moins profonde et finissent par y adhérer. Delpech et Lenoir ont même cité des cas où ils ont vu des loupes amener la perforation du crâne; et Picard (2) en a présenté un cas à la Société anatomique. J.-L. Petit eut l'occasion d'observer une loupe située à la partie postérieure de la suture sagittale et qui s'enflamma : la peau gangrénée, la tumeur se vida, et au fond de la plaie, il trouva l'os nécrosé.

Lebert rapporte (3) un cas où la tumeur datant de trente ans avait perforé le crâne, en sorte que les battements du cerveau soulevaient le fond de l'ulcère; sur les bords de la perforation, il existait de petites lamelles osseuses nécrosées. Dans ce cas, on aurait pu croire que l'on avait affaire à un ulcère cancéreux; mais l'examen histologique fait avec soin a démontré que la tumeur était de même nature qu'un grand nombre d'autres évidemment sébacées à différents degrés de développement, situées dans la même région.

Ainsi, nous voyons que, si dans la grande majorité des cas les kystes sébacés ne constituent pas une maladie grave, il peut arriver que, sous l'influence des irritations répétées de la tumeur, ou tout simplement de son accroissement rapide et considérable, on voie survenir l'inflammation douloureuse, l'ulcération, l'éta-

(1) Œuvres chirurgicales, trad. de l'anglais, par Bertrand, t. II. Paris, 1843.

(2) Bulletins de la Soc. anat., t. XV.

(3) Bulletins de la Soc. anatomique, 1850, p. 236.

blissement de trajets fistuleux versant un pus fétide, l'érosion, la carie et même la perforation des os du crâne. Dans les autres cas, de beaucoup les plus nombreux du reste, où on ne voit pas survenir ces accidents, les tumeurs sébacées sont une gêne continuelle et une difformité parfois désagréable, surtout chez les femmes. Les sujets, porteurs de ce genre de kystes, se peignent avec difficulté, ne peuvent pas se servir de certaines coiffures, et ont toujours la crainte de heurter trop violemment la tumeur.

Du reste, leur résorption spontanée est un fait excessivement rare : c'est à peine si on en trouve quelques cas dans la science. Léveillé en a observé un sur un médecin (1), et Stromeyer (2) dit qu'il a vu s'effacer un très-grand nombre de loupes sur la tête d'une femme à laquelle il en avait déjà extirpé une, ce qui confirme le diagnostic.

Il est donc tout naturel que les malades demandent au chirurgien de les débarrasser d'une affection aussi gênante. En général ils ne se présentent à nous que lorsque leurs loupes ont atteint déjà un certain volume ou que par leur multiplicité elles inquiètent le malade et alors il ne faut pas hésiter à les traiter, par crainte des accidents qui peuvent survenir.

On a employé contre ces tumeurs un grand nombre de traitements, mais tous ne sont pas exempts de dangers. Quand on fait le traitement d'une tumeur quelconque, le premier point est de la faire disparaître, un deuxième point, c'est de ne pas avoir de récidive. En général, il sera facile d'obtenir ce double résultat; mais

(1) Nouvelle doctrine chirurgicale. Paris, 1812, t. III, p. 5.
(2) Handbuch der chirurgie, 1844, Bd I, p. 250.

il est une troisième indication, et c'est la plus impor-
tante, c'est de ne pas compromettre l'existence du malade et d'éviter les complications qui surviennent si
fréquemment à la suite des opérations que l'on pratique sur des régions aussi vasculaires, aussi riches
de lymphatiques surtout, en un mot aussi susceptibles que le cuir chevelu et la face, où siégent d'ordinaire les tumeurs dont nous nous occupons. Je veux
parler de l'érysipèle, de l'infection purulente et, dans
certains cas, du phlegmon. On y arrive par deux
moyens : 1° le bon choix du pansement, si on s'est
décidé pour une opération sanglante; 2° celui du procédé.

Nous ne voulons pas dans ce travail discuter la va-
leur relative de tous les pansements qui sont mis en
usage par les chirurgiens : cela sortirait de notre sujet;
nous nous contenterons de dire que depuis bientôt
trois ans que nous suivons le service de M. le professeur Lefort à l'hôpital Beaujon, c'est à peine si nous
avons observé deux ou trois cas d'erysipèles contractés
dans le service, et encore cela était-il dû à ce qu'on
avait affaire à des malades insoumis qui dérangeaient
leur pansement dans la journée. L'infection purulente
y est inconnue. Nous ne croyons pouvoir attribuer ce
beau résultat qu'au mode de pansement employé par
notre savant maître depuis nombre d'années déjà. Il
consiste à recouvrir les plaies avec des compresses
trempées dans un mélange d'eau et d'eau-de-vie camphrée, dans la proportion d'une cuillerée à bouche
d'eau-de-vie camphrée par verre d'eau, sans interposi-
tion de charpie, et recouvertes d'un morceau de taffetas
gommé. Mais ce pansement, comme tous les autres

d'ailleurs, doit être fait avec beaucoup de soin. Il ne
faut pas oublier de le renouveler tous les jours et surtout on doit le laisser constamment appliqué sur la
plaie. A ce prix seulement on évitera les complications
dont nous avons parlé; mais ces précautions sont loin
d'être toujours observées rigoureusement par les malades, et les suites de l'opération sont souvent plus
graves que les inconvénients que présentait la tumeur.

Il n'est donc pas étonnant que les moyens de traitement usités contre les kystes sébacés se soient multi-
pliés et que les chirurgiens aient cherché un procédé
qui les mît à l'abri de ces accidents graves, vantant
tour à tour chacun leur mode de traitement comme
étant le plus infaillible.

Nous allons les passer tous en revue, en examinant
scrupuleusement les inconvénients et les avantages de
chacun d'eux.

Ces divers et nombreux moyens peuvent se ramener
à quatre grandes classes :

On se propose :

1° D'amener la résolution de la tumeur ;

2° De vider son contenu ;

3° De provoquer l'oblitération de la cavité ;

4° D'enlever ou détruire entièrement le kyste.

I. MOYENS TENDANT A AMENER LA RÉSOLUTION
DE LA TUMEUR.

La résolution ne s'obtiendra que bien rarement, si
tant est qu'on puisse arriver à ce résultat : la matière
sébacée contenue dans le kyste est à peu près absou-

ment réfractaire à ce travail physiologique. Du reste, parviendrait-on à faire disparaître le contenu, il resterait encore la paroi qui n'a aucune tendance à se résorber et qui ne tarderait pas à sécréter de nouvelle matière sébacée amenant la réapparition de la loupe, sitôt que l'on aurait cessé le traitement. Aussi les préparations dites résolutives, comme l'eau blanche, le chlorhydrate d'ammoniaque dissous dans l'eau, les emplâtres de ciguë et de Vigo *cum mercurio*, les diverses pommades iodurées ou mercurialles seront toujours impuissantes à amener la guérison des kystes sébacés.

Gissol, dans une thèse sur les loupes (1), dit : « On ne doit point chercher à résoudre les loupes anciennes, dures, volumineuses, couvertes d'une peau dense, épaisse, comme celle du crâne, par exemple, mais on peut tenter la résolution de celles qui, par leur position ne pouvant être traitées autrement, ne nous laissent pas le choix des autres moyens. »

Nous ne nous faisons pas une idée de ce que peuvent être ces loupes qu'on ne peut pas traiter autrement que par les résolutifs. Du reste, il ne paraît pas avoir grande confiance dans ce mode de traitement, même pour ce cas particulier. Dans tous les cas, la meilleure preuve que ce traitement est tout à fait insuffisant, c'est que ce procédé est complètement abandonné depuis longtemps déjà, et aujourd'hui personne ne songerait même à l'employer.

## II. ÉVACUATION DU CONTENU DU KYSTE.

Follin, dans son Traité de pathologie externe (2), dit

(1) Des loupes. Th. Paris, an XIII.
(2) T. II, p. 58.

que « quelques personnes qui craignent la douleur ont
contracté l'habitude de déboucher et de vider de temps
en temps leurs loupes en enfonçant une épingle dans
l'orifice du kyste et en exerçant quelque pression
sur lui. » On pourrait objecter que le plus ordinairement il est impossible, même au chirurgien, de trouver
l'orifice du kyste.

Ce ne serait là, dans tous les cas, qu'un traitement
palliatif qui pourrait tout au plus s'appliquer au traitement de ces tout petits kystes sébacés, désignés sous
le nom de comédons et siégeant d'ordinaire à la face,
autour du nez et sur le front. Et de fait, le kyste ne
tarde pas à se remplir, la tumeur reparaît, et l'on doit
avoir recours à un traitement plus radical.

Du reste, dans ce cas particulier, où l'on voudrait faire
disparaître des comédons, la meilleure manière est
d'appliquer sur cette petite saillie l'extrémité creuse d'une
clef de montre et d'opérer alors une petite pression : la
matière sébacée comprimée dans tous les sens, à l'exception de son centre, vient sortir en ce point dans la
cavité de la clef de montre.

III. MOYENS AYANT POUR BUT DE PROVOQUER L'OBLITÉRA-
TION DE LA CAVITÉ.

Une troisième classe de moyens de traitement que les
chirurgiens ont dirigés contre les kystes sébacés, ce
sont ceux qui ont pour but d'oblitérer la cavité du
kyste, en y provoquant une inflammation adhésive.

A. *Incisions multiples sous-cutanées.* — Bonnet frag-
mentait la tumeur en petites parcelles avec un téno-

tome introduit au-dessous d'elle et retourné vers les
téguments ; il appliquait ensuite la compression. Mais
cette opération avait besoin d'être répétée deux ou trois
fois, à quinze jours ou trois semaines d'intervalle et le
traitement devenait fort long et même inapplicable
pour les loupes un peu volumineuses.

B. *Broiement*. — Le broiement suivi de compression, comme pour les kystes séreux a été conseillé par
quelques chirurgiens comme moyen de traitement des
loupes. Si on arrive à rompre la poche, ce qui sera
toujours très-douloureux pour les kystes du cuir chevelu, et à peu près impossible pour ceux de la face et
des autres régions du corps, on aura bien des chances
de voir le kyste se remplir à nouveau, à moins qu'il ne
survienne une inflammation vive, comme cela est
arrivé accidentellement dans un cas que rapporte d'a-
près Boyer, Gissot dans sa thèse sur le sujet qui nous
occupe.

« Un homme de soixante ans portait depuis longtemps une loupe volumineuse au menton. Un jour, par
un mouvement d'impatience il la frotta vivement et
détermina une légère inflammation de la peau et de la
douleur dans la tumeur. Un jeune médecin qu'il con-
sulta lui conseilla de l'irriter encore davantage. Le malade suivit son conseil, la tumeur abcéda et il en sortit
d'abord du pus, ensuite une matière semblable à de la
bouillie, puis enfin un kyste membraneux (1). »

La guérison qui s'ensuivit fut complète, puisque la
paroi du kyste s'élimina, mais au prix d'une suppura-

(1) Thèse déjà citée.

lion fort longue, qui pouvait amener les plus grands dangers ; et il n'est pas un chirurgien aujourd'hui qui oserait conseiller ce mode de traitement extra-chirurgical.

C. *Séton.* — Le séton est d'un emploi déjà ancien dans le traitement des tumeurs qui nous occupent. Dumours employait un séton métallique sous forme de deux aiguilles traversant la tanne en croix. Depuis, Bertrand se contentait d'une seule aiguille qu'il enfonçait au travers du kyste. Ce procédé était depuis lors abandonné, lorsqu'en 1852, Lebatard (1) le remit en vigueur en se servant toutefois non plus du séton métallique, mais d'un petit ruban passé au travers de la loupe, et dont les deux extrémités étaient liées sur son milieu.

Le premier séton était laissé en place pendant huit jours au plus, puis remplacé par un second qui avait été préalablement trempé dans une solution de nitrate d'argent au quinzième, et que M. Lebatard laissait encore huit jours dans la tumeur. Celle-ci s'affaisse, la matière sébacée s'écoulant peu à peu par les orifices du séton. Le chirurgien qui a préconisé ce moyen cite quatre loupes qu'il a ainsi détruites sans le moindre accident.

Mais ce n'est pas un aussi petit nombre de cas qui peut démontrer l'excellence d'un procédé qui, employé sur d'autres tumeurs, est loin d'avoir produit d'aussi bons résultats et qui au contraire a souvent amené l'érysipèle et la mort.

(1 ) Des loupes et de leur cure radicale. Union médicale, 1852.

Du reste, le silence s'est fait pendant de longues années sur ce moyen du séton uni à la cautérisation, ce qui prouve que les résultats n'ont probablement pas répondu à l'attente de son inventeur.

Ce n'est que quelque seize ans plus tard que M. Broca (1) reprend ce traitement, mais cette fois sans lui associer la cautérisation.

Il traverse le kyste de part en part avec un séton filiforme ; le liquide s'écoule peu à peu, les parois reviennent progressivement sur elles-mêmes, et quand la cavité très-réduite fournit une sécrétion purulente, ce qui, au dire de M. Broca, a lieu d'ordinaire au bout d'une dizaine de jours, on retire définitivement le fil.

Mais ce traitement ne peut s'appliquer qu'aux kystes sébacés d'un petit volume. De plus, il a l'inconvénient de provoquer la suppuration et de nécessiter un pansement. Du reste, une fois le séton retiré, la guérison est loin d'être encore obtenue : la surface interne du kyste continue à suppurer et finit par se recouvrir de bourgeons charnus qui ne serviront que plus tard à l'occlusion de la cavité morbide.

Comme on le voit, c'est là une méthode longue et peu sûre, et qui expose à tous les dangers des plaies suppurantes de la tête. M. Broca lui-même dit que dans un cas où il avait appliqué ce traitement, il est survenu un érysipèle qui heureusement, dit-il, a été sans gravité. Aussi ne l'employait-il qu'en ville, et il ajoute que la crainte de cette complication l'a empêché de traiter de la même manière les malades qui séjournent dans l'hôpital (2).

(1) Traité des humeurs, t. II, p. 154.
(2) Loc. cit., p. 155.

D. *Incision*. — Elle a pour but de provoquer la suppuration et le bourgeonnement de la membrane du kyste. Après avoir incisé celui-ci, on le remplit de charpie sèche que l'on laisse en place pendant quelques jours ; puis on commence à enlever ce pansement en détachant la charpie qui n'est pas trop adhérente. On la remplace par de nouvelle charpie et chaque jour on agit de la même façon jusqu'à ce que la suppuration soit bien développée. Mais on ne conduit pas toujours ces pansements de manière à limiter l'inflammation suppurative à un faible degré. Quelquefois, la réaction inflammatoire est très-vive et s'accompagne d'une fièvre intense (Follin).

On voit que ce moyen, qui du reste est très-long, laisse la porte ouverte à toutes les complications graves que nous nous proposons d'éviter. Aussi le procédé de l'incision est-il aujourd'hui justement abandonné.


E. *Excision*. — Cette méthode, qui ne diffère d'ailleurs de l'incision simple qu'en ce que dans la première on enlève complètement à la surface de la tumeur une portion elliptique de la poche a été proposée par Chopart pour les cas où la tumeur ayant une base très-large, laisserait après l'extirpation une plaie énorme. Il commençait par faire, à la partie la plus déclive du kyste, une ouverture pour faire sortir son contenu, puis glissant le doigt à l'intérieur, il soutenait la portion de la paroi qu'il voulait enlever et l'excisait avec le bistouri ou les ciseaux.

Jobert (de Lamballe) rejetait complètement ce procédé qui, disait-il, « tout à fait impraticable pour les tumeurs un peu volumineuses, est si défectueux même pour les petites, qu'on ne doit jamais l'employer (1). »

Cette méthode a aussi pour but de faire suppurer le kyste ; elle expose donc aux mêmes dangers que l'incision, et les mêmes réflexions s'appliquent à ces deux procédés peu différents.

Un dernier procédé qui n'est autre chose que l'incision légèrement modifiée, c'est celui de Larrey qui traversait de part en part les kystes sébacés avec un cautère olivaire rougi à blanc ou bien les divisait dans toute leur hauteur avec un cautère hastile.

Ici encore, on se propose d'amener l'oblitération définitive du kyste par la suppuration ; l'emploi du cautère actuel au lieu du bistouri ne modifie en rien les suites de l'opération, Dans tous ces procédés, le remède est souvent pire que le mal. Cette production incessante de pus qui se prolongera des semaines sur une région comme la tête sera bien plus désagréable pour le malade que la tumeur qu'il portait et qui au moins lui permettait de vaquer à ses occupations ; sans compter que pendant toute la durée de cette période, il sera exposé à toutesles complications qui suivent souvent les plaies de tête, c'est-à-dire érysipèle, inflammation phlegmoneuse, angioleucite et même infection purulente.

## IV. ABLATION ET DESTRUCTION TOTALE DU KYSTE.

Dans toutes les méthodes que nous venons de passer en revue, on se propose, ou bien de faire résoudre la tumeur, ou bien de la faire suppurer. Dans tous les

(1) Gazette des hôpitaux, 1855.

cas, on laisse la paroi du kyste. Or, on sait avec quelle facilité se reproduisent ces tumeurs, si la moindre partie de la paroi a résisté à l'inflammation : elle continue à sécréter de la matière sébacée, et on assiste à la formation d'une nouvelle loupe qui se développera à l'endroit même qu'occupait la première. Frappés de ce fait, les chirurgiens ont cherché non-seulement à détruire la saillie qui cause la gêne et la difformité, mais encore à enlever complètement la tumeur, afin d'éviter les récidives sur place.

Ce traitement plus radical, qui constitue la dernière classe de moyens que nous avons à étudier, comprend également un grand nombre de procédés, dont quelques-uns peuvent être la cause des accidents les plus graves.


A. *Ablation par le bistouri.* — Les procédés d'ablation des loupes par le bistouri sont presque aussi nombreux que les chirurgiens qui ont préféré ce mode de traitement. En voici les principaux :

Boyer incisait en long avec un bistouri convexe la peau qui recouvre la tumeur, sans entamer le kyste si c'est possible ; puis il l'accrochait par son intérieur avec un levier crochu, comme une érigne, et l'arrachait en totalité.

Dupuytren le traversait d'un fil pour le soulever.

Blandin, l'incision faite, et la peau renversée en dehors, enlevait les kystes peu volumineux du cuir chevelu en engageant la pointe d'une spatule sous la tumeur qu'il arrachait brusquement par un mouvement de bascule de l'instrument, comme un véritable marron qui sort de sa coque.

Ast. Cooper, quand il avait affaire à un kyste ancien
et à parois consistantes, l'incisait du même coup que
la peau, le vidait en totalité ou en partie de son contenu ; puis, détachant ses parois de la peau dans une
petite étendue, le saisissait fortement entre le pouce et
les doigts munis d'une compresse, de peur de glisser,
et arrachait tout le kyste à l'aide d'une traction suffisante qu'on favorise en déchirant le tissu cellulaire avec
le pouce de la main gauche (1).

Ce procédé très-rationnel, offre un certain nombre
d'inconvénients. Si la paroi du kyste est très-adhérente
ou trop faible pour résister aux tractions énergiques
que l'on opère sur elle, elle peut céder sur un point,
se déchirer, et il pourra rester au fond de la plaie une
partie plus ou moins considérable de la poche, suffisante pour amener la reproduction de la tumeur une
fois la cicatrisation opérée.

Un mode opératoire voisin de celui de Ast. Cooper,
et passible des mêmes reproches, est celui préconisé
par Jobert (de Lamballe) et qu'il appelle embroche-
ment (2). Il prend un bistouri droit à lame étroite et,
tournant son tranchant en haut, il le plonge dans la
tumeur, qu'il traverse de part en part ; élevant alors
la main, il divise la tumeur et la peau de la partie profonde vers la superficie. La peau se rétracte aussitôt
laissant à découvert une partie de la paroi inférieure du
kyste qu'il soulève d'avant en arrière et qu'il arrache
avec des pinces à disséquer.

Follin (3) distingue les tumeurs sébacées dures des

(1) Malgaigne. Manuel de méd. opér., 8e édition, t. I, p. 127.
(2) Gaz. des hôpitaux, août 1855.
(3) Loc. cit.

tumeurs molles. Dans le premier cas, il conseille le procédé de Jobert ou un procédé fort analogue ; si au contraire la tumeur est fluctuante et un peu volumineuse, ce mode opératoire ne convient plus. On pratique alors sur la tumeur une incision droite ou cruciale et on dissèque le kyste de dehors en dedans, en évitant bien de l'ouvrir. Quand la tumeur est trop grosse, ajoute Follin, on est parfois obligé de réséquer une portion de peau en excès.

Quoi qu'il en soit de ces différents procédés, il n'y a entre eux de différence que dans le mode opératoire consistant à enlever la tumeur avec plus ou moins de rapidité ou d'élégance ; le principe est toujours le même, inciser la peau avec le bistouri pour pouvoir énucléer le kyste. Et si la réunion par première intention peut être espérée et obtenue dans un certain nombre de cas, facilitée qu'elle est d'ailleurs par la richesse vasculaire de la région, la même cause, c'est-à-dire cette abondance de vaisseaux sanguins et aussi mais surtout de vaisseaux lymphatiques, peut devenir l'origine d'accidents graves qui non-seulement compromettent le succès de l'opération, mais vont jusqu'à menacer l'existence même des malades. Et ce n'est pas nous qui pouvons blâmer ceux-ci de refuser à tout prix l'emploi du bistouri pour l'ablation de leurs loupes, quand nous savons pertinemment ce qui peut en résulter pour eux.

Il ne faut pas croire du reste que si le public en agit ainsi, ce soit par la seule crainte de subir une opération qui n'a que l'inconvénient de le faire souffrir pendant quelques minutes ; mais c'est que, quoique nous fassions, quoique nous ne publiions pas les cas d'insuccès avec autant de facilité que les cas heureux, il arrive toujours à connaître les premiers. Un malade, porteur de loupes, s'informe toujours de ceux qui sont atteints de la même affection que lui, et s'il a eu connaissance de plusieurs cas où la mort a suivi l'ablation d'une pareille tumeur par le bistouri, il préférera garder les siennes que de s'exposer aux mêmes conséquences ; et ce n'est pas nous qui l'en blâmerions, si nous n'avions pas à notre disposition un autre moyen de traitement complètement exempt de dangers.

Mais, dira-t-on, on a peut-être exagéré la fréquence de ces accidents si redoutables. Il n'est pas besoin de chercher longtemps dans les livres et les journaux de chirurgie pour trouver la preuve qu'il n'y a eu aucune exagération, malgré la répugnance bien naturelle du reste qu'ont les médecins, ainsi que nous le disions plus haut, à publier leurs insuccès ; et il n'est pas de chirurgien qui, pratiquant sur la tête une opération si minime qu'elle soit, ne songe à la possibilité de voir se développer un érysipèle qui, on le sait, dans cette région, est une maladie grave et souvent mortelle.

Cooper, dans son *Mémoire sur les tumeurs enkystées*, dit qu'il a vu trois fois une violente inflammation érysipélateuse succéder à l'extirpation des kystes siégeant au cuir chevelu. Dans ses *Lectures*, il rapporte l'observation d'une dame qui succomba à la suite de l'extirpation d'une tumeur enkystée de la même région.

Nélaton, dans son *Traité de pathologie chirurgicale*, dit : « L'extirpation est la méthode la plus sûre ; mais, comme l'incision, elle expose à l'érysipèle du cuir chevelu, accident qui a plusieurs fois amené la mort. »

Velpeau, dans son *Traité de médecine opératoire* (1), en cite deux cas dont un fut mortel.

Guersant (2) disait « qu'il n'est pas d'année qu'il ne meure un individu auquel une loupe a été extraite par le bistouri, *l'érysipèle survenant souvent après cette opération.* »

Follin (3), parlant de l'ablation de ces tumeurs, s'exprime ainsi :

« Il faut se rappeler que, la plupart du temps, ces tumeurs étant inoffensives par elles-mêmes, on ne doit les opérer que lorsqu'elles deviennent, par leur volume ou par les douleurs qu'elles déterminent, un objet de gêne sérieuse pour les malades. La crainte de l'érysipèle *si fréquent à la suite des opérations pratiquées à la tête,* explique suffisamment ces conseils de prudence. »

Dans le *Manuel de médecine opératoire* de Malgaigne (4), nous lisons : « Toutes les opérations sanglantes pratiquées pour la destruction et l'extirpation des tumeurs sébacées exposent à l'érysipèle. »

Tous les auteurs sont d'accord sur ce point, et il est inutile de multiplier les citations. On trouvera, dans la thèse de M. Beurnier (5) une douzaine d'observations où il se déclara un érysipèle deux ou trois jours après l'ablation de loupes de la tête, et où la plupart du temps la mort fut la terminaison. Ces cas seraient certainement bien plus nombreux si, comme le dit ce médecin, on ne négligeait pas généralement de publier les cas d'insuccès.

(1) Velpeau. Médecine opératoire, t. III, p. 128.
(2) Gaz. des hôp., 1851.
(3) Pathol. externe, t. III, p. 568.
(4) 8ᵉ édition, revue par L. Le Fort, t. I, p. 128.
(5) Paris, 1857.

Mais l'érysipèle n'est pas la seule complication possible de l'emploi du bistouri dans le traitement des ꞁannes; on peut encore voir survenir, quoique plus rarement, l'infection purulente.

M. Ti!laux (1) a perdu de cette terrible complication un malade auquel il avait enlevé une loupe par l'instrument tranchant : « Depuis ce moment, dit-il, j'ai renoncé à ce mode de traitement, et je n'emploie plus que les caustiques. »

En dehors de ces deux graves accidents, on a en outre par l'ablation avec le bistouri, à craindre les récidives qui, si elles ne sont pas graves par elles-mêmes, exposent toujours le malade aux dangers d'une nouvelle opération. Il suffit pour cela qu'on ait laissé dans le fond de la plaie une petite parcelle de la paroi du kyste.

M. le professeur Léon Le Fort en a observé un cas sur un de ses malades auquel il avait enlevé, il y a quelques années dejà, par l'instrument tranchant une loupe qui s'est reproduite sur place, et dont il vient de le débarrasser par son procédé avec l'acide nitrique. (Observation I.)

M. Broca, dans son *Traité des tumeurs* (2), dit que « la paroi des kystes étant très-réfractaire à l'inflammation adhésive, et la récidive étant imminente toutes les fois qu'une partie même très-limitée de cette paroi reste en place au fond du kyste, l'instrument tranchant est certainement le moyen le plus sûr et en même temps le plus rapide. Mais, ajoute-t-il, il expose plus à l'érysi-

(1) Société de chirurgie. Séance du 15 oct. 1873.
(2) Loc. cit.

pèle que la cautérisation linéaire et même que le séton filiforme. »

Ceci vient corroborer encore ce que nous disions plus haut des dangers du bistouri ; encore venons-nous de voir que celui-ci n'a pas même toujours l'avantage de mettre à l'abri des récidives.

Aussi nous voyons que les craintes des individus porteurs de loupes ne sont pas aussi chimériques qu'on pourrait le croire, et il n'y a pas seulement de la pusillanimité. Trop d'exemples viennent de nous le démontrer de la façon la plus péremptoire. Mais quand même il n'y aurait que la crainte du bistouri, est-ce que nous pouvons blâmer les personnes qui sont atteintes de cette petite infirmité, surtout si ce sont des dames ? Combien préféreront garder leurs loupes, si elles ne sont pas trop volumineuses, si nous leur proposons une opération sanglante pour les en débarrasser ! Les kystes sébacés sont des tumeurs en général bénignes, qui restent longtemps stationnaires et sont considérés par la plupart des malades plutôt comme une gêne et une difformité que comme une maladie. A des tumeurs de ce genre, nous devons opposer une médication aussi peu douloureuse que possible, d'un résultat sûr, aussi bénigne pour ainsi dire que l'affection contre laquelle elle est dirigée, enfin qui n'expose pas le malade à des complications aussi graves que l'érysipèle et l'infection purulente, complications dont la mort est souvent le résultat.

Notre méthode, que nous avons vu appliquer un grand nombre de fois par notre savant maître, M. le professeur Le Fort, remplit toutes ces indications à la fois : le malade n'est pas effrayé par les préparatifs de l'opération ; il n'éprouve aucune douleur soit pendant l'application du caustique, soit pendant la période d'élimination de l'eschare ; il peut continuer à vaquer à ses occupations journalières ; il n'a pas besoin de pansement, et jamais nous n'avons vu survenir une seule des complications que nous signalions si fréquentes avec les autres procédés.

Mais n'anticipons pas sur ce que nous avons à dire de la simple et inoffensive méthode de M. Le Fort, et examinons les principaux procédés qui ont pour but de déterminer l'élimination complète du kyste sans le secours du bistouri.

Et d'abord signalons une méthode qui n'est pas sans inconvénients et qui ne peut du reste s'appliquer qu'aux loupes pédiculées, ce qui est l'exception : c'est la ligature de la tumeur à sa base au moyen d'un fil ciré. « Ce procédé, qui en théorie est si simple, a souvent, dans son application, déterminé des accidents de gangrène tellement graves que plusieurs malades y ont succombé. La ligature est très-douloureuse, très-dangereuse, et la prudence défend au chirurgien de s'exposer aux sérieuses complications qui suivent très-souvent son emploi (1). »

*B. Caustiques ayant pour but d'enflammer le kyste.* — Depuis longtemps, les chirurgiens, en présence des dangers que présentent les opérations pratiquées avec l'instrument tranchant au cuir chevelu et à la face, siége habituel des kystes sébacés, ont cherché à lui substituer, pour l'ablation de ces tumeurs, l'emploi de méthodes non sanglantes. Mais il faut bien l'avouer, la

(1) Jobert (de Lamballe). Gaz des hôp., 1855.

méthode des caustiques compte aussi un assez grand nombre d'insuccès, ce qu'il faut sans doute attribuer soit au mauvais choix de la préparation escharotique, soit à l'application défectueuse de la méthode.

Au commencement du siècle, les caustiques étaient déjà fort en honneur. Ainsi nous lisons dans la thèse de Gissot qu'on peut amener « la guérison des loupes par la suppuration, en portant des topiques suppuratifs jusque dans l'intérieur du kyste, après avoir donné issue à la matière qu'il contenait. C'est ce qu'on se propose en injectant dans cette membrane de l'alcool ou une légère dissolution de potasse caustique. Ce moyen ne s'applique qu'aux loupes enkystées et dont la matière a beaucoup de fluidité. Chopart (1), dans son excellent mémoire sur la matière que je traite, rapporte plusieurs observations où ce moyen a réussi. »

Et plus loin :

« Lorsqu'on a recours à la cautérisation pour guérir un athérome ou un mélicéris, on produit d'abord par le moyen de la potasse caustique une eschare de la partie moyenne de la tumeur, et, lorsqu'à la chute de l'eschare la tumeur est vidée, on cautérise le kyste avec une dissolution de potasse caustique, de muriate d'anti-moine ou bien seulement avec du nitrate d'argent fondu. (2). »

Mais ce n'était là pour ainsi dire que l'enfance de l'art et depuis on a régularisé l'emploi des caustiques, cha-cun d'eux ayant eu tour à tour ses partisans et ses dé-tracteurs.

Nous allons étudier successivement les différents caus-

(1) Prix de l'Acad. de chirurgie, t. IV, 1re partie, p. 274.
(2) Thèse déjà citée.

tiques employés à la cure des loupes, et nous termine-
ronspar l'exposé de notre méthode au moyen de l'acide
nitrique, procédé qui, comme on le verra, est bien
au-dessus de tous ses devanciers.

*Potasse caustique.* — Elle était déjà employée par
Chopart, Boyer, Dupuytren, et plus tard Cloquet et
Marjolin qui la préconisaient comme n'occasionnant
pas l'érysipèle. En 1839, le D$^r$ Legrand reprit ce caustique et en fit son traitement unique des tumeurs qui
nous occupent. Voici comment il procédait :

Au moyen d'un pinceau trempé dans une solution de
potasse caustique très-concentrée, il traçait sur la tumeur deux lignes simulant l'incision cruciale. Il répé
tait cette cautérisation le surlendemain et encore le
four suivant. Alors il incisait les eschares encore peu
profondes, en ayant soin de ne pas atteindre les tissus
vivants, et, dans le fond de l'incision, il déposait une
nouvelle dose de potasse caustique, puis incisait encore
l'eschare et ainsi de suite, jusqu'à ce qu'il fut arrivé
sur le kyste qu'il enlève alors avec des pinces,

Quand il avait affaire à un kyste pédiculé, le D$_r$ Legrand employait alors, à l'exemple de Boyer, le fil im-
bibé de potasse caustique qu'il jetait autour du pédicule.

M. Legrand dit (1) qu'il n'a jamais eu l'occasion d'observer d'érysipèle avec ce procédé. Ceci nous étonne un
peu, car en enlevant avec des pinces le kyste sitôt
qu'il était atteint par l'eschare, il devait forcément se
produire un écoulement de sang qui si minime qu'il
soit, est suffisant pour amener cette complication. Dans
tous les cas l'obligation où l'on est de repéter la cauté-

(1) Académie des sciences, séance du 19 juillet 1850.

Lecoq.                                                    3

risation cinq ou six fois entraînait une longueur du traitement parfois considérable, inconvénient qui mérite d'être pris en considération.

*Pâte de Vienne.* — La date de l'emploi de ce caustique contre les loupes, dit M. Beurnier, date aussi de 1839. Selon lui, la priorité revient à M. François, médecin à Strasbourg.

M. Küss afin d'éviter la diffusion du caustique, modifia légèrement le procédé de M. François. Voici en quoi consiste cette modification.

Il applique une mince lame de plomb percée à son centre d'une fente qu'il place sur le milieu de la tumeur ; dans cette fente il applique une mince couche de pâte de Vienne et laisse le tout en place pendant dix minutes. Là se borne le rôle du chirurgien . Au bout de 40 jours à trois mois, l'eschare tombe avec le kyste momifié.

Voilà un traitement qui est d'une lenteur désespérante ! Mais ce n'est pas là le seul reproche qu'on puisse lui faire : et d'abord l'application du caustique de Vienne est très-douloureuse et cette douleur se continue au moins une demi heure. Un second inconvénient, c'est qu'on est quelquefois obligé de recourir à plusieurs cautérisations consécutives.

« Il m'est arrivé deux fois, dit M. Küss (1), d'opérer sur des kystes de la région mâlaire. Le succès n'a pas répondu à mon attente ; la pâte de Vienne détruisit rapidement le derme mais son action parut s'être arrêtée dans là couche graisseuse, car, l'eschare étant tombée, entre elle et la paroi du kyste, je rencontrai

(1)Beurnier. Th. de Paris, 1857.

du tissu graisseux noirci qu'il fallut détruire complètement par deux applications de nitrate d'argent,
après quoi les kystes se momifièrent et s'échappè-
rent par la boutonnière de la peau. »

*Tartre stibié.* — Dans ces dernières années, un nou-
vel agent a fait son apparition dans le traitement des
tnnes : Une thèse soutenue par M. Greuell (1) van-
tait les injections de tartre stibié que M. Eug. Bœcquel pratiquait depuis quelque temps déjà avec les plus
grands succès. Il emploie dans ce but une solution
faite avec un gramme de tartre stibié pour trente grammes d'eau distillée, et il en injecte quelques grammes
au moyen de la seringue de Pravaz. Il fait faire à l'aiguille de la seringue quelques mouvements en sens
divers pour diviser la matière sébacée et permettre au
liquide de se répandre dans toutes les directions.

Du quatrième au cinquième jour, dit M. Greuell, la
piqûre qui s'était cicatrisée se rouvre et donne passage
à une petite quantité de pus mêlé d'un peu de sang et
surtout de matière sébacée n'ayant pas subi d'altéra-
tion. Si à ce moment on presse avec les doigts sur la
tumeur, on en fait sortir non seulement le contenu,
mais aussi la poche kystique tout entière. Le huitième
jour au plus tard, tout est terminé.

Voilà qui est magnifique comme résultat, mais les
choses ne se passent pas toujours aussi bien dans la
pratique. En effet, pour ne me servir que des faits que
rappelle M. Greuell, je trouve dans l'observation II de
sa thèse, qu'une jeune fille, à laquelle M. Bœcquel avait
injecté dans un kyste sébacé de la région sourcilière de

(2) Des kystes séb. trait. par les inject. de tartre stibié. Paris, 1872.

sa solution stibiée au trentième fut prise, à la suite, d'un phlegmon assez grave qui nécessita l'entrée de la malade à l'hôpital et plusieurs coups de bistouri.

Dans l'observation III, il s'agit d'un vieillard auquel M. Bœcquel fit quatre injections successives dans une loupe sans résultat. Dans un autre cas qu'il rapporte ensuite, on fut obligé de faire deux injections ; malgré cela la poche ne s'élimina pas.

L'observation IV cite le cas d'un étudiant en médecine auquel M. Bœcquel fit également deux injections à quelques semaines d'intervalle, sans qu'il y ait eu élimination du kyste ; il est vrai qu'il ne s'était pas encore rempli neuf mois après la deuxième injection.

En résumé, si cette méthode par l'injection stibiée a réussi dans quelques cas, nous voyons qu'il est survenu une fois un phlegmon, qu'une autre fois quatre injections furent faites sans résultat, et que dans deux autres cas, on fut obligé de réitérer l'injection deux fois sans qu'on ait pu parvenir à éliminer le kyste.

Je ne dirai rien du procédé qui consiste à ouvrir la loupe avec le bistouri et à en cautériser la surface interne avec une dissolution de potasse caustique ou de nitrate d'argent. Cette méthode mixte est aujourd'hui abandonnée. Ici encore il y a l'inconvénient du bistouri et de la suppuration de la membrane kystique.

*Chlorure de zinc.* — En 1869, M. Richet dans une note insérée dans la Gazette des hôpitaux (1) recommandait pour le traitement des loupes les injections de chlorure de zinc. Pour modifier le kyste et rendre la

_______

(1) Gaz. des hôpitaux, 24 Juillet 1869.

loupe très-facilement énucléable, il injectait de une à
quatre ou cinq gouttes de chlorure de zinc liquéfié par
son exposition à l'air sans le diluer. Il a obtenu par ce
moyen un assez grand nombre de succès. En général,
au bout de quinze jours à trois semaines après l'injection les loupes peuvent être exprimées avec la plus
grande facilité par la petite ouverture que laisse à la
peau, en se détachant, la petite eschare produite super-
ficiellement par le chlorure de zinc, au point où la piqûre a été pratiquée.

Cette méthode, analogue à celle de M. Bœcquel par
les injections de tartre stibié est passible des mêmes
reproches. Ainsi, à la fin de l'article de la Gazette des
hôpitaux, il est fait mention d'une loupe pour laquelle
on avait pratiqué la piqûre depuis plusieurs jours et
qu'on fut obligé d'extraire par l'instrument tranchant
L'injection dans ce cas n'avait pas été suffisante. D'autres fois elle sera trop active ainsi que je l'ai observé
dans un cas où on avait injecté un peu trop de chlorure
de zinc dans une loupe siégeant au niveau du pariétal.
Il survint alors une inflammation phlegmoneuse du cuir
chevelu et une nécrose superficielle du pariétal en fut
la conséquence. C'est donc une méthode dangereuse,
puisqu'il suffit d'injecter un peu trop de caustique pour
amener des accidents d'une gravité incontestable.

*C. Caustique ayant pour but d'amener la chute du kyste
par suite du travail éliminatoire de l'eschare.*

*Acide nitrique.* — Il ne nous reste plus à parler que
de notre méthode qui est employée depuis plusieurs an-

nées déjà par M. Lefort, méthode simple et facile qui présente tous les avantages des meilleurs procédés sans en avoir aucun des inconvénients, c'est l'extirpation par l'application d'acide nitrique monohydraté à la surface de la tumeur.

L'emploi de ce caustique remonte à l'époque de Ténon qui tenait le procédé d'un charlatan de son temps.

Voici comment Ténon opérait :

Il trempait une tige de bois taillée en pointe, de un millimètre et demi à deux millimètres de diamètre dans l'acide nitrique monohydraté, il plaçait cette tige sur la partie la plus saillante de la tumeur, et par une douce pression combinée à des mouvements de rotation, il la faisait pénétrer jusque dans l'intérieur du kyste.

C'est aussi à ce caustique que Jobert de Lamballe donnait la préférence quand il n'employait pas le bistouri.

Mais ce procédé, tel qu'il était employé autrefois, ne manquait pas d'inconvénients : le traitement était souvent d'une grande longueur. Ainsi, je trouve une observation de Jobert (de Lamballe) (1) qui montre combien était défectueuse la manière dont on comprenait la guérison par ce moyen : il ne favorisait pas la chute de la tumeur; au bout d'un mois environ, il pressait sur celle-ci de façon à faire sortir la matière sébacée par l'ouverture de l'eschare. De cette façon, le traitement s'éternisait et il sortait tous les jours par l'orifice un écoulement purulent d'un jaune verdâtre.

Aussi n'est-il pas étonnant qu'il ait dit à propos des

______

(1) Gaz. des hôp,, 2 juin 1877,

caustiques que « la chute des eschares s'opère lentement, une suppuration plus ou moins abondante s'éta·
blit, quelquefois la gangrène se déclare et, dans ce
cas, on a vu l'infection purulente et la mort en être la
suite. Bien que ces derniers résultats ne soient pas
communs, ce n'est chez la grande majorité des malades
qu'après une suite d'accidents sérieux que l'on a pu obtenir une guérison complète (1). »

En un mot, Ténon et les chirurgiens qui l'ont imité
employaient l'acide nitrique monohydraté comme on a
employé depuis le chlorure de zinc et les injections de
tartre stibié, c'est-à-dire pour détruire la tumeur par
la suppuration.

Le procédé de M. le professeur Lefort est tout à fait
différent.

A l'exemple de Ténon, il prend une petite tige de
bois, une simple allumette taillée en pointe, la trempe
par son extrémité effilée dans l'acide nitrique mono--
hydraté; mais au lieu de faire une simple eschare
ponctiforme, il détermine sur le diamètre de la tumeur
une cautérisation linéaire; cela fait, il charge à nouveau l'allumette, et par une pression ménagée l'enfonce
au centre de l'eschare jusque dans l'intérieur de la
tanne où il la laisse séjourner une demi-minute environ, puis la retire. Tout se passe sans que le patient
éprouve autre chose qu'une très-légère douleur qui
cesse aussitôt. L'eschare jaunâtre et molle est instan-
tanée, et il ne s'écoule rien du kyste, lorsqu'on retire
l'allumette. Le malade peut alors vaquer à ses occupations comme si de rien n'était : il n'a pas besoin de se

_______________

(1) Gaz. des hôpitaux, 1855.

charger la tête d'un pansement. Au bout de dix à quinze jours, l'eschare superficielle est séparée de la peau voisine. Le chirurgien malaxe la tumeur afin de la bien détacher des parties environnantes, et le tout, eschare de la peau et kyste avec sa paroi, sort de la loge où il reposait; il suffit pour cela de saisir avec une pince l'eschare qui entraîne avec elle le kyste tout entier sous forme d'une boule blanchâtre. Mais il est bien important, pour éviter l'érysipèle, de ne pas avoir le moindre écoulement de sang : il est donc prudent de ne rien brusquer et d'attendre pour retirer l'eschare que sa séparation soit complète. Si on sent que le kyste résiste à la légère traction qu'on opère sur l'eschare, il faut remettre l'opération au lendemain ou au surlendemain.

C'est précisément dans ce point que réside la partie délicate du procédé, comme de tous ceux du reste où on emploie le caustique.

Ainsi je trouve dans la thèse do M. Beurnier (1) que Guersant, l'un des grands partisans du traitement des tannes par le caustique de Vienne, vit une fois l'érysipèle se déclarer à la suite de son application; mais il l'attribua à des tractions assez fortes qu'il avait faites pour enlever le kyste. Il est probable que ces tractions eurent pour résultat d'amener un écoulement de sang, et alors Guersant perdit tout l'avantage du caustique; c'est absolument comme s'il avait eu recours au bistouri.

Comme on le voit, M. le professeur Le Fort se propose . 1° de déterminor par le moyen de l'eschare une

(1) Th. citée, p. 41.

ouverture assez large pour que le kyste puisse être retiré intact sans qu'il soit besoin d'exercer de violence
pour le faire sortir à travers la boutonnière à la peau.
Cette ouverture devra par conséquent être proportiou-
nelle au volume de la tumeur; 2° de provoquer, au
moment du travail éliminateur de l'eschare, une légère
inflammation dont le résultat est de rendre le kyste
libre de ses adhérences. L'introduction de la pointe de
bois chargée d'acide nitrique au centre de l'eschare
jusque dans la tumeur a pour but, non pas d'introduire
de l'acide nitrique dans le kyste, mais de s'assurer que
le ramollissement dû au caustique a atteint toute l'é-
paisseur de la peau.

Il est de la plus grande importance, nous ne saurions
trop le répéter, de ne pas toucher à la tumeur tant que
l'eschare est adhérente à la peau voisine. Lorsque l'inflammation éliminatrice, toujours très-modérée d'ailleurs, a amené le soulèvement de celle-ci, on se garde
bien de presser sur le kyste de manière à faire sortir la
matière sébacée, mais on fait de légères pressions sur
tout le pourtour de la loupe, dans le but de détacher les
adhérences molles qui peuvent encore retenir la membrane kystique, et avec des pinces on saisit l'eschare
jaunâtre qui vient pour ainsi dire d'elle-même entraî-
nant le kyste avec elle.

Il est donc bien évident que si notre procédé n'est pas
nouveau, pour le choix du caustique du moins, il est
complètement différent dans son application et ses résultats de celui qu'employaient Ténon et après lui Jobert et d'autres chirurgiens.

Jamais, avec notre méthode, nous n'avons observé
de récidives, jamais nous n'avons vu d'érysipèle, d'in-

fection purulente, ni inflammation phlegmoneuse de la région venir retarder ou compromettre le succès de l'opération ; et jamais il n'a été nécessaire de répéter la cautérisation pour amener la chute du kyste.

Ce procédé, par lequel le kyste est enlevé dans sa totalité, met beaucoup mieux que tous les autres procédés à l'abri des récidives. Il peut-être employé même à la face, pourvu qu'on prenne soin de ne produire qu'une eschare linéaire.

### · OBSERVATION I.

M. le Comte R. de V... porte sur la joue droite près de du sillon nasal un petit kyste sébacé de la grosseur d'une petite noisette. M. Le Fort l'enlève en faisant une incision parallèle au sillon. : la plus grande partie du kyste est enlevée après dissection et d'une seule pièce ; mais la partie profonde adhérente n'est détachée et enlevée qu'avec beaucoup de peine et par lambeaux. Un an après, il y avait récidive. M. Le Fort fait alors une application linéaire d'acide nitrique ; quinze jours après, l'eschare est détachée et il l'enlève avec le nouveau kyste, qui sort cette fois en totalité. La guérison survient en quelques jours et il ne reste qu'une cicatrice linéaire à peine visible. Depuis deux ans que le kyste a été extirpé par ce procédé, il ne s'est pas reproduit.

Le temps qu'exige l'isolement de l'escharre et la formation du sillon éliminateur pourrait être une objection dans certains cas, les malades ne pouvant pas toujours rester pendant 15 ou 20 jours sous la surveillance du chirurgien. A moins que le kyste ne soit très-volumineux, l'enlèvement est si facile que, dans ces circonstances exceptionnelles, le malade ou les personnes qui l'entourent peuvent procéder à l'extirpation. C'est ce qui est arrivé pour une des malades de M, Le Fort.

## OBSERVATION II.

Une dame obligée de quitter Paris, quelques jours après l'application d'acide nutrique sur la surface de six tannes placées sur différents points de la tête, les fît en lever par sa femme de chambre lorsque l'eschare lui parut détachée complètement et cette manœuvre lui parut si facile et si exempte d'inconvénients que cette année, au moment de partir pour la campagne, elle vint se faire cautériser trois autres nouvelles tannes, se proposant de les faire enlever de la même façon.

Le procédé est applicable même pour des kystes sébacés très-volumineux.

## OBSERVATION III.

Mme B..., concierge, âgée de 52 ans, vint à l'hôpital Beaujon en 1874 pour se faire débarrasser d'une tumeur sébacée du cuir chevelu de la grosseur des deux poings. La tumeur ramollie paraissait comme fluctuante. Bien qu'on dût s'attendre à la rétraction du cuir chevelu après l'enlèvement de la tumeur, la quantité des téguments eût été certainement exubérante et il fallait une large ouverture pour donner issue à ce vaste kyste, même après l'avoir vidé. Pour ne pas appliquer l'acide nitrique sur une si large surface, M. Le Fort dessina sur le sommet de la tumeur avec l'acide nitrique une sorte d'ovale allongé, marqué par une eschare linéaire et circonscrivant un assez large ovale de peau saine qui devait se mortifier, par suite de la cauterisation des tissus placés à sa circonférence. Le 20ᵉ jour, l'eschare était formée et détachée, on l'enleva avec la partie correspondante du kyste; son contenu qui répan- dait l'odeur infecte qu'on remarque souvent dans les kystes sébacés volumineux et ramollis, fut expulsé et il fut facile avec des princes de détacher et d'enlever tout le reste de la paroi du kyste.—Il y eut nécessairement suppuration au fond de cette vaste poche, mais la ré- traction de la peau en diminua rapidement l'étendue, et au bout de trois semaines la guérison était complète.

Il nous serait facile de citer un plus grand nombre d'ob- servations où notre traitement a été complètement cou- ronné de succès, et où tout s'est passé chaque fois comme nous venons de l'indiquer, que les kystes soient gros seu- lement comme des avelines ou qu'ils atteignent le volume d'une grosse pomme. Nous ne pourrions que répéter pour chaque cas particulier ce que nous avons résumé en général dans les quelques pages qui précèdent, soit sur la manière dont se fait le travail éliminateur de l'eschare à la peau et du kyste mortifié par l'acide ni- trique, soit sur le temps que met ce travail à s'accom- plir. Il est donc inutile, croyons-nous, d'allonger notre travail par des observations qui sont toutes conçues dans des termes à peu près semblables et qui ne seraient dès lors que des redites d'un intérêt fort contestable.

Il nous suffira de dire que dans les nombreux cas où M. le professeur Le Fort a employé ce traitement, on a toujours pu, une quinzaine de jours environ après la cautérisation linéaire. enlever l'eschare et à sa suite le kyste sébacé.

Comme on le voit, les avantages de notre méthode sont nombreux et importants :

1° Simplicité et facilité de l'opération : il n'est besoin d'aucun instrument, et le praticien le moins habile peut la pratiquer sans crainte. Le patient n'est pas effrayé par les préparatifs.

2° Il n'y a pas d'effusion de sang ; la douleur est de très-peu d'importance. Canquoin, qui s'est beaucoup préoccupé de cette question dans la cautération, a fait une classification basée sur la progression croissante de la douleur.

Dans cette classification, l'acide nitrique vient en tête comme le plus doux : après, vient le nitrate d'argent fondu, puis la potasse caustique, ensuite la pâte de Vienne. Le chlorure de zinc est classé parmi les plus douloureux (1).

3° L'eschare s'élimine toute seule, sans production de pus, et sans effusion de sang, et par là, les craintes d'infection purulente et d'érysipèle sont anéanties : il n'y a pas la moindre réaction inflammatoire et le malade n'est pas forcé d'interrompre ses occupations, ni d'appliquer des bandages contentifs, qui sont toujours gênants.

4° Enfin en dix-huit jours ou trois semaines au plus, la cicatrice est complète ; et les récidives ne sont pas à craindre, puisque la totalité du kyste avec sa paroi est enlevée.

On a fait à la cautérisation le reproche général de laisser après elle des cicatrices difformes et très-visibles Il n'en est rien, et nous pouvons affirmer qu'aucun de nos malades n'a eu après l'opération de cicatrice plus voyante que celle qui suit l'emploi du bistouri.

Pujo (2), dans un travail sur les kystes des paupières est tout aussi affirmatif que nous : il cite à l'appui de son

(1) Th. Anger, th. de concours. Paris, 1869.
(2) Thèse de Paris, 1869.

dire, trente-huit observations où des kystes des paupières ont été extraits par les caustiques, notamment la pâte de Vienne et le caustique arsenical, et où « la cicatrice non-seulement a toujours été exempte de difformités, mais encore a égalé en délicatesse celle qui succède à l'instrument tranchant. »

Et comment en serait-il autrement? L'ouverture de la peau qui succède à l'eschare linéaire est à peine plus large que celle qui succède à l'incision avec le bistouri, et comme cette dernière, elle est régulière, c'est-à-dire aussi large dans un point que dans l'autre. Du reste, cette peau, qui a subi une distension plus ou moins considérable par le fait du développement de la tumeur, une fois celle-ci enlevée, se moule par le tassement et la rétraction de ses éléments, sur la partie qu'elle doit recouvrir dorénavant et il n'y a pas lieu de se préoccuper si elle sera en excès, ni d'en réséquer une partie, à moins que la tumeur ne soit par trop considérable, comme dans l'Observation III.

Quant aux kystes dermoïdes de la queue du sourcil que l'on serait tenté de détruire par le même procédé, il ne faut pas compter les guérir de cette façon. Deux fois j'ai vu M. le professeur Le Fort attaquer de ces tumeurs par l'acide nitrique monohydraté, mais sans succès : au moment où l'eschare linéaire détachée de la peau voisine par le travail éliminateur, annonçait que le temps était venu de faire sur elle de légères tractions ayant pour but de faire sortir le kyste, celui-ci restait adhérent, et l'opération dut chaque fois être terminée par le bistouri. Cela n'est pas étonnant, et est bien en rapport avec la nature de ce genre de kystes.

## CONCLUSIONS.

De cette étude nous pouvons conclure que :

I. Les loupes n'ont aucune tendance à se résorber ; au contraire, elles finissent parfois par amener des fistules, phlegmons, ulcérations, et dans quelques cas très-rares, la perforation des os du crâne. Il faut donc en débarrasser le malade avant qu'elles aient pris un développement considérable.

II. Les résolutifs n'amènent pas d'accidents, mais ne peuvent en aucun cas déterminer la guérison de ces tumeurs.

III. Les procédés dans lesquels on se sert du bistouri exposent fréquemment les malades à l'érysipèle qui est souvent mortel à la tête, où siégent habituellement les tannes, et dans quelques cas, rares il est vrai, à l'infection purulente. En outre, on peut voir la tumeur se reproduire, si on a laissé une portion, si minime qu'elle soit, de la membrane kystique dans le fond de la plaie.

Pour toutes ces raisons, on doit donc absolument rejeter l'instrument tranchant pour le traitement curatif des kystes sébacés.

IV. La meilleure méthode est celle des caustiques dont l'application est rarement suivie d'érysipèle ; et parmi eux nous donnons la préférence à l'acide nitrique monohydraté qui n'a jamais été suivi d'accidents ou de récidive.

V. Il est important pour obtenir un bon résultat de *ne pas toucher à l'eschare*, avant qu'elle ne soit complètement détachée de la peau voisine, ce qui a lieu d'ordinaire au bout de dix ou quinze jours ou plus. A ce moment, il suffit de le saisir avec une pince pour entraîner à sa suite le kyste détaché des parties profondes; mais si on sent de la résistance, il faut attendre un peu, car *le moindre écoulement de sang expose à l'érysipèle*. En trois semaines au plus tout est terminé.

VII. Avec ce procédé opératoire simple, facile, peu douloureux, n'exigeant aucun changement dans les habitudes des malades, et surtout complètement exempt de dangers, il n'y a plus aucune raison pour ne pas enlever indifféremment tous les kystes sébacés tout comme on extirperait un cor ou une verrue.

Les kystes dermoïdes ne sont pas susceptibles de la même médication.

Paris. A. Parent, imprimeur de la Faculté de Médecine, rue M.-le-Prince 31.